Dieta Anti-Inflamatoria

Guía para principiantes para curar naturalmente su inflamación, tratar el sistema inmune, aliviar el dolor (Libro en español / Anti-Inflammatory Diet Spanish Book)

Por Jennifer Louissa

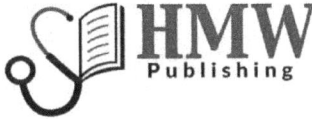

HMW Publishing

Para más libros visite:

HMWPublishing.com

Descargue otro libro de forma gratuita

Quiero darle las gracias por la compra de este libro y ofrecerle otro libro (igual de largo y valioso como este libro), *"Errores De Salud Y Fitness Que No Sabe Que Está Cometiendo"*, completamente gratis. Desafortunadamente, este libro solo está disponible en inglés. Aún espero que disfrute este regalo. Visite el siguiente enlace para registrarse y recibirlo: www.hmwpublishing.com/gift

En este libro, voy a desglosar los errores de fitness y salud más comunes, que probablemente está cometiendo ahora mismo, y voy a revelar cómo puede conseguir fácilmente la mejor forma de su vida.

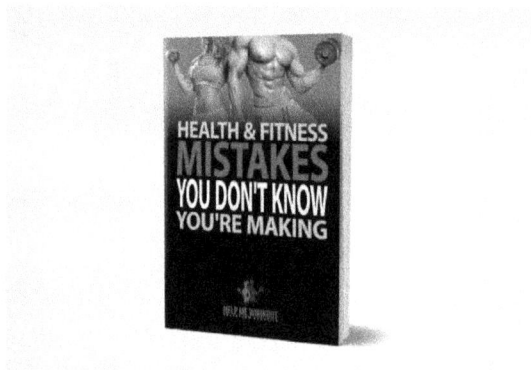

Además de este valioso regalo, también tendrá la oportunidad de obtener nuestros nuevos libros de forma gratuita, participar en sorteos y recibir otros correos

electrónicos de mi parte. De nuevo, visite el enlace para registrarse: **www.hmwpublishing.com/gift**

Tabla de contenido

Introducción

Antes de comenzar, le recomiendo que se una a nuestro boletín informativo por correo electrónico para recibir actualizaciones sobre cualquier próxima publicación o promoción de un nuevo libro. Puede registrarse de forma gratuita y, como bonus, recibirá un regalo gratis. ¡Nuestro libro *"Errores De Salud Y Fitness Que No Sabe Que Está Cometiendo"*! Este libro ha sido escrito para desmitificar, exponer lo que se debe y no se debe hacer y, finalmente, equiparlo con la información que necesita para estar en la mejor forma de su vida. Debido a la cantidad de información errónea y mentiras contadas por las revistas y los autoproclamados "gurús", cada vez es más difícil obtener información confiable para ponerse en forma. A diferencia de tener que pasar por docenas de fuentes parciales y poco fiables para obtener su información de salud y estado físico, todo lo que necesita para ayudarlo se ha desglosado en este libro para que pueda obtener resultados inmediatos para alcanzar sus objetivos de actividad física deseados en el menor tiempo posible.

Una vez más, para unirse a nuestro boletín gratuito por correo electrónico y recibir una copia gratuita de este libro, visite el enlace y regístrese ahora: www.hmwpublishing.com/gift

CAPÍTULO 1 - Conocimiento de la INFLAMACIÓN: el examen

Cada vez que pensamos en la inflamación, generalmente visualizamos partes inflamadas del cuerpo, como articulaciones, extremidades artríticas, rigidez muscular, etc. Sin embargo, la inflamación es más que dolores en las articulaciones o artritis. De hecho, la inflamación puede cambiar todo nuestro cuerpo independientemente de nuestra edad. Nos puede afectar desde el día en que nacemos hasta el día de nuestra muerte.

¿Qué le hace la inflamación al cuerpo?

La inflamación es el proceso que el cuerpo usa para protegerse a sí mismo, ya que crea un área de curación dentro del cuerpo. La inflamación por lo general se caracteriza por hinchazón, dolor, enrojecimiento y una sensación de algo caliente, pero no toda la inflamación causa síntomas que podemos sentir o experimentar.

En contraste con nuestra creencia compartida de que la inflamación solo puede afectar a las personas mayores, la triste verdad es que la inflamación puede afectar a cualquier persona independientemente de su edad. Incluso los niños pueden experimentar inflamación en formas de alergias y asma, así como también cuando tienen lesiones corporales. Los adultos jóvenes también pueden sufrir de inflamación de varias áreas del cuerpo, incluida la del sistema cardiovascular.

Según un estudio publicado en el "Jornal de Pediatría", sobre el efecto del aceite de pescado y los factores de riesgo cardiovascular durante el crecimiento en la adolescencia, se descubrió que el aceite de pescado mejora la salud cardiovascular en adolescentes con sobrepeso.

Los adultos también sufren de diversas formas de inflamación y pueden ser propensos a una inflamación aún peor a medida que el cuerpo envejece. Además, hay una incidencia cada vez mayor de inflamación cada año, causando muertes más altas atribuidas al sistema de inflamación del cuerpo entero.

Todos experimentamos una forma de inflamación a diario. Sin embargo, solo unos pocos logran comprender completamente el propósito de la inflamación y cómo puede afectar al cuerpo.

Muchos pueden ver el enrojecimiento o la inflamación que tienen al lesionarse, pero no son conscientes de que representa solo un tipo de inflamación, la inflamación aguda. La inflamación en sí misma es un proceso natural. La inflamación severa es la reacción del cuerpo a las lesiones y nos ayuda a reparar y proteger los tejidos dañados. También nos protege de enfermedades. Este tipo de inflamación actúa como una forma de paquete médico para sanar el sistema inmunológico llevando más actividad de nutrición al área donde más se necesitan.

La inflamación puede volverse peligrosa e incluso mortal una vez que se manifiesta como una inflamación crónica. Como su nombre indica, este tipo de inflación es recurrente. Este medio generalmente ocurre cuando el estímulo inicial que conduce a la inflamación aguda continúa, lo que significa que el cuerpo lo interpreta como no resuelto.

Esta forma de inflamación es bastante siniestra ya que ataca silenciosamente, dañando sus tejidos sin el enrojecimiento, el calor, la hinchazón o el dolor que generalmente se observan habitualmente en la inflamación aguda.

El tejido dañado es un sello distintivo clásico de la inflamación crónica y, a menudo, forma tejido fibroso o cicatricial del tejido que una vez apareció en el sitio de reparación. La angiogénesis o la formación de nuevos vasos sanguíneos es otro sello distintivo de la inflamación crónica, y juega un papel importante en la creación de enfermedades importantes como el cáncer.

La inflamación crónica a menudo se asocia con trastornos autoinmunes, desde reacciones virales y bacterianas, reacciones alérgicas, a una serie de otras enfermedades y procesos tales como:

- Alergias

- Esclerosis multiple

- Enfermedad de Crohn

- Enfermedad del corazón

- Enfermedad de Alzheimer

- Cáncer

- Obesidad

- Aterosclerosis

- Asma

- Artritis Reumatoide

- Diabetes

- Enfermedad celiac

- Además de muchas otras enfermedades inflamatorias como gastritis, tendinitis y endocarditis.

¿Qué causa el aumento en la inflamación?

Como hemos mencionado, la inflamación es un proceso humano, sano y natural que ayuda a sanar y proteger nuestro cuerpo, pero el cuerpo depende de dos ácidos grasos esenciales para mantener este proceso en equilibrio dentro de nosotros.

Nuestro cuerpo necesita nutrientes y minerales para mantenerse saludable. Dos de los elementos esenciales requeridos por el cuerpo para ayudarlo a producir los productos químicos necesarios que ayudan a mantenernos saludables son los ácidos grasos Omega 3-6-9. El Omega 3 en sí mismo se ve más a menudo en la sección orgánica o de suplementos de muchas tiendas, que es principalmente el ácido graso necesario, más que omega 6 y 9. Este ácido graso puede ser adquirido no solo por suplementos, sino también en alimentos grasos saludables como huevos, salmón, etc.

El cuerpo utiliza Omega 3 para producir químicos antiinflamatorios y usa Omega 6 para producir compuestos inflamatorios. Cuando todo está en equilibrio, el cuerpo puede combatir automáticamente los contaminantes e invasores del exterior.

El problema hoy es el hecho de que nuestro cuerpo ya no obtiene una buena proporción de estos nutrientes requeridos. Nuestro estilo de vida moderno ha aumentado drásticamente la cantidad de Omega 6 que estamos consumiendo al tiempo que se reduce la ingesta de ácidos grasos omega 3. Resultando en un desequilibrio en el sistema de nuestro cuerpo porque el cuerpo necesita más Omega 3 que 6 y tener Omega 6 por sí mismo actúa como una forma de tóxicos para el cuerpo.

Con la cantidad agregada de ácidos grasos Omega 6, causa que nuestro cuerpo produzca más productos químicos inflamatorios, mientras que la falta de Omega 3 hace que reduzca la producción de elementos antiinflamatorios.

El resultado de este desequilibrio no solo es peligroso sino también mortal en varios casos, ya que la inflamación se acumula en nuestro sistema a diario. La inflamación también puede atacar cualquier tejido dentro de nuestro cuerpo, lo que significa que puede acumularse en el sistema cardiovascular, el sistema respiratorio, el sistema esquelético o en cualquier parte de nuestro cuerpo.

¿Qué desencadena la inflamación?

Aunque la inflamación aguda generalmente es beneficiosa, a menudo resulta en sensaciones desagradables, como dolor de garganta o picazón causada por picaduras de insectos. Típicamente, tal incomodidad parece ser temporal y desaparece rápidamente cuando la respuesta inflamatoria ha cumplido su función.

Sin embargo, hay casos en que la inflamación puede causar daño. Cuando el mecanismo regulador de las respuestas inflamatorias es defectuoso o su capacidad para despejar el tejido dañado y las sustancias extrañas se deteriora, puede ocurrir la destrucción del tejido. En otros casos, una respuesta inmune dañada o inapropiada puede dar lugar a una respuesta inflamatoria prolongada y dañina. Un ejemplo de esto es la hipersensibilidad o reacción alérgica. Los agentes ambientales como el polen, que generalmente no representan una amenaza para una persona, pueden desencadenar inflamación y reacciones autoinmunes. Por lo tanto, la inflamación inmune es estimulada por la respuesta inmune del cuerpo contra sus tejidos.

Las causas de la inflamación

Los factores que desencadenan la inflamación incluyen los siguientes:

- Agentes físicos

- Productos químicos

- Microorganismo

- Respuestas inmunológicas inapropiadas

- Muerte de tejido

- Virus y bacterias

Los virus dan lugar a la inflamación ingresando al cuerpo y destruyendo sus células. Las bacterias liberan sustancias llamadas "endotoxinas" que pueden iniciar la inflamación. Las condiciones como el trauma físico, radiación, congelaciones y quemaduras pueden dañar los tejidos y causar hinchazón. A esto se suman químicos corrosivos como ácidos, álcalis y agentes oxidantes. La inflamación también se produce cuando los tejidos mueren debido a la falta de oxígeno o nutrientes, una condición que es causada por la pérdida de flujo sanguíneo en el área afectada.

Síntomas y conciencia

Los cuatro signos primarios importantes de la inflamación son:

• Enrojecimiento: se produce cuando hay dilatación de pequeños vasos sanguíneos en el área de la lesión.

• Calor: el calor se produce cuando hay un aumento del flujo sanguíneo a través del área y solo se experimenta en áreas de partes periféricas del cuerpo como la piel. La fiebre es causada por mediadores médicos de la inflamación que luego contribuye al aumento de la temperatura en la lesión.

• Dolor: el dolor provocado por la inflamación es causado en parte por la distorsión de los tejidos causada por el edema y también es inducido por mediadores químicos específicos de la inflamación, que incluyen bradiquinina, prostaglandinas y serotonina.

• Hinchazón (tumor) también llamado "edema" y se produce principalmente cuando hay líquido acumulado fuera de los vasos sanguíneos.

Otra consecuencia de la inflamación es la pérdida de funciones del área inflamada, una actividad que observó Rudolf Virchow, un patólogo alemán en el siglo

XIX. El daño puede ser causado por un dolor que inhibe la movilidad ya sea como resultado de una hinchazón severa que impide el movimiento en el área.

Capítulo 2 - El papel de los alimentos inflamatorios

Lo que uno come importa y la forma principal de reducir el riesgo de inflamación es a través de la dieta. El azúcar, los lácteos y los granos son considerados los ofensores más importantes. Sin embargo, esto no significa que tenga que dejar de comer gluten, a menos que tenga una enfermedad celíaca. Algunas personas están de acuerdo con el gluten, siempre y cuando corten el trigo, pero conserven el centeno, la cebada o el trigo de espelta. Lo mismo ocurre con los lácteos y el azúcar. El problema ocurre cuando comienza a depender de estos alimentos, y los come en exceso.

Cuando hay inflamación en su cuerpo, las posibles consecuencias podrían ser enfermedades del corazón, cáncer, acné y Alzheimer.

"Nuestro cuerpo depende de la inflamación temporal para ayudar a combatir las lesiones o infecciones repentinas. Sin embargo, cuando la inflamación se vuelve persistente y recurrente, el sistema inmune ataca a las células sanas y el proceso de curación se vuelve destructivo.

Limitar la ingesta de alimentos en particular no es suficiente. Es esencial comer alimentos que respalden el hígado, ya que es el encargado de eliminar las toxinas: verduras de hoja verde, granos, proteínas magras, hierbas, grasas saludables y, de vez en cuando, sorbos de jugos orgánicos saludables o té con bajo contenido de azúcar contenido. Estas son las contribuciones de la naturaleza para luchar contra la cruzada antiinflamatoria.

Los verdaderos culpables

Amy Wechsler, MD., una dermatóloga de Nueva York cree que el culpable más prominente cuando se trata de la inflamación es el estrés y no la dieta. "Señales de estrés a las glándulas de adrenalina para liberar adrenalina que luego extrae la sangre de la piel y deja un aspecto pálido y deslavado".

El estrés también libera otras hormonas, incluido el cortisol, que contribuye a los trastornos inflamatorios de la piel, como el acné y las personas tensas son más propensas a elegir sus granos que exacerban la respuesta inflamatoria.

Para evitar que la inflamación le afecte demasiado, haga lo que pueda para evitar el estrés. Puede pasar tiempo socializando con amigos, dormir y abrazarse con su pareja, hacer ejercicios regularmente e incluso tener relaciones sexuales. Todo esto le ayudará a sentirse menos estresado y a mostrar signos duraderos visibles en su piel y su físico.

Aunque la mayoría de las veces se señala que el "azúcar" es el culpable junto con los lácteos, comidas rápidas y bebidas alcohólicas, debe ser consciente de que la inflamación puede colarse a través de cualquiera de estos alimentos..

Cuando Nicholas Perricone, Md, un nutricionista y dermatólogo pionero, escribió su libro sobre las comidas antiinflamatorias; creía que nuestro cuerpo depende de la inflamación contemporánea para ayudar a combatir las lesiones o infecciones repentinas. Sin embargo, como se discutió en el capítulo anterior, el sanador se convierte en un destructor cuando la inflamación se vuelve crónica y ataca las células sanas por error.

Al igual que muchos problemas de salud, se considera que el azúcar desempeña un papel importante y se destaca como los principales delincuentes, aunque también hay otros. Estos son algunos de los alimentos aparentemente inocentes que son fuentes sorprendentes de inflamación que quizás debe considerar con precaución.

Agave

Aunque la planta de agave ha sido introducida como un edulcorante sin preocupaciones, todavía está llena de azúcar, con un contenido de fructosa de hasta 90 por ciento. Según el Dr. Perricone, un dermatólogo conocido, "el azúcar suprime la actividad de nuestros glóbulos blancos haciéndonos más susceptibles a las enfermedades infecciosas como la gripe y los resfriados e incluso el cáncer. La sobrecarga de azúcar también hace que las fibras de colágeno pierdan su fuerza, lo que hace que la piel sea más vulnerable al daño solar, la flacidez y las arrugas.

Yogurt congelado

Los yogures congelados contienen azúcar y lácteos que se consideran posibles culpables de inflamación. La leche puede aumentar los niveles de insulina y las hormonas masculinas además de ser un alergeno universal, lo que significa que puede desencadenar reacciones inflamatorias. Sin embargo, no todos los yogures son creados iguales según Andrew Weil, M.D., director del Centro de Medicina Integrativa de Arizona en la Facultad de Medicina. El Dr. Weil dijo que algunos yogures contienen caseína (proteína de la leche) que puede aumentar la inflamación, mientras que otros contienen probióticos específicos que pueden reducirla. También hay yogures que no contienen lácteos y en su lugar usan leche de coco.

Cebada y el centeno

Estos granos son saludables y deliciosos, y no tienen el mismo efecto que los carbohidratos refinados con respecto a la pirámide de azúcar, pero también pueden provocar inflamación en algunas personas. Se debe al gluten, especialmente cuando usted es sensible a él o si sufre de la enfermedad celíaca. El consumo de cebada y centeno, ya sea en alimentos en alcohol, puede causar que sus problemas se agraven. Si tiene problemas con sus articulaciones y dolor, estas son indicaciones de inflamación.

Seitán:

Esta verdura se conoce como "carne de trigo" porque está compuesta de gluten de trigo. Todos sabemos que el gluten puede desencadenar el sistema inmune, que causa la inflamación del intestino que puede actuar y manifestarse en hinchazón, SII o estreñimiento en algunas personas.

Maníes

Los maníes, como la leche, son alérgenos comunes y, a menudo, las personas son sensibles o alérgicas, lo que desencadena una respuesta inflamatoria en el cuerpo mientras lucha para combatir la presencia de un cuerpo extraño. Los maníes también son propensos a hongos que también pueden dar lugar a reacciones inflamatorias, según Wood. Entonces, en lugar de maníes, elija almendras orgánicas crudas u otras nueces de árbol y mantequilla.

Mezclas de condimentos

A todos nos encantan las mezclas de condimentos, ya que añaden un sabor natural y brindan un excelente atajo para nuestras actividades de cocina, pero generalmente contienen colorantes artificiales que pueden alterar la función hormonal y producir inflamación y un contenido elevado de azúcar. Para adquirir el mismo sabor sin todas las cosas malas, use en su lugar una combinación de pimienta picada de pimienta de cayena, vinagre de sidra de manzana y sal marina.

Capítulo 3: buenas reglas para una dieta antiinflamatoria

A diferencia de otras dietas, la dieta antiinflamatoria no es para perder peso, aunque las personas pueden perder peso, ni debe permanecer por un período limitado. En cambio, es una forma de elegir lo que debe comer basado en un conocimiento científico de cómo estos alimentos pueden ayudarle a mantener una salud óptima.

Junto con la protección contra la inflamación, esta dieta natural le proporcionará una energía física y un suministro adecuado de vitaminas, minerales, fitonutrientes protectores y la fibra dietética de los ácidos grasos esenciales. Puede adaptar sus recetas de comidas a estos principios de la dieta antiinflamatoria.

Reglas generales

• Coma una variedad de frutas y minerales.

• Coma la mayor cantidad de alimentos frescos como sea posible.

• Minimice la ingesta de alimentos procesados y rápidos.

La ingesta de calorías

• Estos alimentos mencionados anteriormente son ejemplos de carbohidratos no tan buenos para la inflamación, pero eso no significa que no haya carbohidratos buenos.

• Un buen ejemplo de carbohidratos puede ser los frijoles, pescado, huevos, vegetales y grasas naturales (como la mantequilla). Evite el azúcar y los alimentos con almidón (como pan, pasta, arroz, frijoles y papas).

- Si consume carbohidratos saludables, puede tomar tanto como 40-50 por ciento de calorías de carbohidratos, 20-30 por ciento de proteína y 30 por ciento de grasa.

- Incorpore grasas, carbohidratos y proteínas en cada comida.

- Si está tomando la cantidad correcta de calorías para su nivel de actividad, no debería ver una reducción de peso significativa.

- Los adultos necesitan de 2,000 a 3,000 calorías por día. Las personas más pequeñas y menos activas, incluidas las mujeres, necesitan menos calorías, mientras que los hombres necesitan más.

Los carbohidratos

- Para un requerimiento de calorías de 2,000 por día, los hombres adultos deben consumir 240-300 gramos de carbohidratos por día, mientras que las mujeres adultas deben consumir alrededor de 100-150 gramos de carbohidratos por día y la mayoría de estos deben ser carbohidratos menos procesados y alimentos menos refinados que son bajos en glucemia.

- Coma cereales integrales como el arroz integral y el trigo bulgur en el que los granos están más intactos y en pocas piezas más sustanciales. Estos son mejores que los productos de harina de trigo con casi el mismo índice glucémico que los productos de harina blanca.

- Reduzca el consumo de alimentos hechos con harina de trigo y azúcar como pan, así como alimentos empacados como pretzels y papas fritas. Evite los productos hechos de jarabe de alta fructosa.

- Coma más batatas, frijoles y calabazas de invierno.

En cuanto a la pasta, cocínelas aldente y cómalas moderadamente.

Grasa

- De los 2000 requerimientos de calorías en un día, 600 de ellas deben provenir de grasa (alrededor de 57 gramos) y en una proporción de 1: 2: 1 de grasa saturada a monoinsaturada a poliinsaturada. Puede reducir el consumo de grasas saturadas comiendo menos queso alto en grasa, mantequilla, pollo sin piel, productos hechos de aceite de almendra de palma y carnes grasas. Además, evite los aceites extraídos de girasol, semilla de algodón, maíz y verduras mixtas y elimine la margarina de sus comidas.

- Evite todos los productos con propiedades de aceites hidrogenados de cualquier tipo. En su lugar, incluya en su dieta nueces y aguacates, principalmente anacardo, almendras y nueces.

- Para su aceite de cocina primario, use aceite de oliva virgen extra o manteca de coco o elija aceite orgánico de canola.

- Para sus ácidos grasos omega-3, elija salmón rojo, salmón salvaje o en lata, bacalao negro (pez mantequilla y pez sable), sardinas empacadas en aceite de oliva o agua. Huevos fortificados Omega-3; semillas de cáñamo, semillas de lino o también puede tomar el suplemento de aceite de pescado. Para esto, busque productos que proporcionen tanto DHA como EPA en una dosis diaria conveniente de 2-3 gramos).

Proteína

- Su ingesta diaria de proteínas debe estar entre 80 y 120 gramos, pero si tiene problemas hepáticos o renales, enfermedades autoinmunes o alergias, tome menos proteínas.

- Consuma más proteínas vegetales, especialmente de la soja.

Fibra

- Consumir 40 gramos de fibra en un día al aumentar el consumo de frutas como bayas, granos integrales, vegetales y frijoles.

- Los cereales también están enriquecidos con buena fibra.

Fitonutrientes

- Para maximizar la protección contra las enfermedades relacionadas con la edad, incluidas las enfermedades cardiovasculares, las enfermedades neurodegenerativas y el cáncer, además de las toxinas del medio ambiente, consuma frutas y verduras como sea posible.

- Elija productos orgánicos si puede.

- Coma regularmente verduras e incluya soja en su dieta.

- Beba té en lugar de café, especialmente el té de oolong blanco o verde de excelente calidad.

- Consuma chocolate negro en cantidades moderadas y con un contenido mínimo de cacao del 70 por ciento.

- Cuando beba alcohol, elija el vino tinto.

Vitaminas y minerales

Consumir una dieta consistente en alimentos frescos o cocidos a partir de vegetales frescos es la mejor manera de obtener todos los requerimientos diarios de vitaminas, minerales y micronutrientes que necesita su cuerpo. Para una salud y protección máximas, complemente su dieta con los siguientes antioxidantes:

200 miligramos de vitamina C al día.

Para la vitamina E, tenga 400 UI de tocoferoles mixtos naturales (d-alfa-tocoferol con otros tocoferoles, o un mínimo de 80 miligramos de tocoferoles y tocotrienoles naturales mezclados para obtener mejores resultados).

10,000-15,000 UI de carotenoides mixtos diariamente.

Selenio, 200 microgramos de forma orgánica unida a la levadura.

• Las mujeres deben tomar 500-700 miligramos de calcio suplementario como el citrato de calcio diariamente dependiendo de su ingesta dietética de este mineral, mientras que los hombres deben evitar el calcio adicional.

• Los antioxidantes también se pueden tomar como parte de un suplemento multivitamínico y multimineral diario que también proporciona 400 microgramos de ácido fólico y 2,000 UI de vitamina D. No debe contener ninguna cantidad de hierro a menos que sea una mujer con períodos menstruales regulares y sin vitamina A preformada (retinol). Consuma estos suplementos junto con su comida.

Otros suplementos dietarios

• Si no le gusta comer pescado azul que debe tomar al menos dos veces a la semana, tome aceite de pescado suplementario en forma líquida o en cápsula, aproximadamente 2-3 gramos al día de un producto que contenga tanto DHA como EPA. Encuentre productos que están molecularmente destilados y certificados para estar libres de metales pesados y otros contaminantes.

• Si no consume regularmente cúrcuma o jengibre, considere tomarlos en forma complementaria y, cuando sea propenso al síndrome del aceite de metal, tome ácido alfa-lipoico, aproximadamente 100-400 miligramos al día.

- Agregue la coenzima Q10 (CoC10) a su régimen diario: 60-100 miligramos de gel suave tomados con su comida más sustancial.

Agua

- Beba agua abundantemente o bebidas con alto contenido de agua como el té, agua de limón o jugo de frutas..

- Use agua embotellada o tenga un purificador de agua en su casa para protegerse de los contaminantes.

Errores comunes

Es desgarrador ver a personas tratando de curarse del dolor y la inflamación. Hacen su mejor esfuerzo para probar todas las dietas posibles que prometen tratamiento, pero involuntariamente toman un par de giros equivocados que terminan saboteando sus esfuerzos iniciales. Para las personas que desean regresar al carril correcto, estos son algunos de los errores frecuentes que las personas suelen cometer cuando intentan seguir una dieta antiinflamatoria.

Error # 1 - No prestar atención a la sensibilidad a los alimentos

La mayoría de las personas padecen alguna enfermedad inflamatoria crónica (trastornos de la tiroides, enfermedad autoinmune, disfunción suprarrenal, problemas digestivos, afecciones de la piel y problemas cognitivos o del estado de ánimo). Las sensibilidades a los alimentos deben identificarse y abordarse para ayudar en su proceso de curación.

Si bien muchos están tratando de empezar la dieta para el tratamiento de la inflamación, a veces cerca del 90 por ciento no puede salirse con la suya con el gluten o la leche de vaca. Pero una pequeña cantidad de comida a la que usted es sensible indudablemente provocará inflamación.

Si sigue comiendo un poco de esto y lo otro, nunca verá ninguna mejora, independientemente de su dieta. Los alimentos que probablemente dejen de lado su tratamiento deben eliminarse durante un mínimo de dos semanas, aunque idealmente durante 4-6 semanas para que pueda determinar si está reaccionando.

Error # 2 - Centrarse sólo en la sensibilidad a los alimentos

Por otro lado, algunas personas se concentran demasiado en eliminar alimentos a los que son sensibles pero no reequilibrar su dieta.

Cuando está desesperado por calmar la inflamación aguda, y sabe que la eliminación de ciertos alimentos puede hacer eso, los está reemplazando con otros alimentos que tampoco son ideales, aunque los alimentos empacados y procesados pueden usarse por un corto tiempo. Especialmente para las personas cuyo estilo de vida no es propicio para preparar y cocinar comidas completas y si la dieta requiere un cambio drástico de su estilo de vida de alimentación.

Por lo tanto, al tratar de encontrar soluciones rápidas, para ver resultados positivos, especialmente a largo plazo, debe cambiar su enfoque para equilibrar el resto de su dieta.

Error # 3 - El miedo a la grasa y las calorías

Mucha gente maneja su salud controlando estrictamente la cantidad de grasas y el consumo de calorías. Aunque algunos tienen una preocupación genuina por la ingesta de grasa en relación con la enfermedad cardíaca a pesar de los informes que disipan el mito de la grasa en la dieta, incluida la grasa saturada, se relaciona con un aumento del riesgo cardiovascular; otros creen que dejar de consumir calorías es sinónimo de tener un peso saludable. Cuando tiene algunas afecciones crónicas como problemas digestivos y sigue una dieta extremadamente baja en calorías, esto puede agravar su situación médica. Por lo tanto, necesita salir de este tipo de mentalidad. Tenga en cuenta que los alimentos ricos en nutrientes alimentan el importante volumen de células que contienen nuestros cuerpos. Asimismo, actúan como un GPS que lo guía a un peso saludable y un mejor bienestar general. Estos alimentos son aptos para llenar su apetito y cambiar su gusto para mejor, como la disminución de los antojos de carbohidratos refinados, azúcar y alimentos procesados.

La grasa ayuda a regular el nivel de azúcar en la sangre, promueve la curación del tejido, aumenta la sensación de saciedad y aumenta la función inmune. Incluso su cerebro está hecho de 60 por ciento de grasa. Con todo esto, la buena salud no es tan absoluta como las calorías que entran y salen. Las prácticas de estilo de vida y los diferentes nutrientes dirigen diferentes hormonas y otros procesos fisiológicos en nuestros cuerpos. Estos determinan cómo funciona nuestro cuerpo, cómo quemar carbohidratos y cómo almacenamos las grasas.

¡Así que la buena noticia es esta! Significa, poner fin a las verduras al vapor o comer pechuga de pollo seca. ¡También puede disfrutar comiendo muslo de pollo orgánico y yema de huevo! Otra cosa es que las verduras son realmente deliciosas y satisfactorias cuando se preparan con grasas y aceites comestibles. Las vitaminas liposolubles A, D, E y K contenidas en vegetales y otros alimentos ricos en nutrientes solo son absorbidos por el cuerpo cuando lo comes junto con la grasa.

Error # 4 - No tomar suplementos consistentemente

Obtener nutrientes de lo que comemos es ideal, pero incluso si cumple con sus requerimientos alimenticios diarios, los productos agrícolas que tienen menos nutrientes en comparación con lo que debería contener inicialmente están privando a nuestro cuerpo de las necesidades. A esto se suman las condiciones subyacentes que dificultan a su cuerpo absorber nutrientes como problemas digestivos y variaciones genéticas. Por lo tanto, hay momentos en que los suplementos se convierten en un componente vital de la curación de cualquier condición crónica.

Los suplementos pueden ayudar a aliviar los síntomas digestivos, incluido el tratamiento de un intestino permeable, reducir la inflamación, desintoxicar, equilibrar las hormonas y restablecer las deficiencias de nutrientes y el desequilibrio. Todo esto son raíces de enfermedades.

Si bien muchas personas están tomando el suplemento, debe saber que no es bueno tomarlo con regularidad.

Las reacciones o los efectos de estos suplementos son acumulativos y no inmediatos, y no funcionarán a menos que se tomen con regularidad. Los suplementos necesitan tiempo y consistencia para funcionar de manera eficiente.

La necesidad de un individuo puede diferir de la de los demás en función de las condiciones específicas y el nivel nutricional actual que un profesional de la salud es muy recomendable, especialmente para las personas con enfermedades graves. Sin embargo, un punto de partida útil para quienes padecen enfermedades inflamatorias crónicas es el consumo de alimentos integrales, multivitamínicos y multiminerales, un probiótico de múltiples cepas o aceite de alto nivel de bacalao con vitaminas. Consulte con su médico si está tomando medicamentos anticoagulantes y pruebe el aceite de algas en lugar de un sustituto vegano.

Error # 5- Dieta que cambia constantemente

La mayoría de las dietas se dedican al autodiagnóstico y cambian rápidamente su dieta o su régimen de suplementos cada vez que se les introduce en uno nuevo.

Es fácil leer recursos o escuchar historias de alguien y relacionarse con lo que está experimentando y luego comenzar a cambiar su dieta actual simplemente porque siente que se encuentra en la misma situación. Pero definitivamente, no hay nada como una estrategia que sirva para todos, y cuando cambia continuamente las variables, hace que sea más difícil determinar qué es lo que funciona para usted.

Recordemos que nuestro cuerpo es complicado y que a veces un sistema necesita ser completamente curado antes de pasar a otras partes. Cuando piensa que no está haciendo ningún cambio, es porque no es consistente con su plan original.

Error # 6: no reconocer el papel del estrés crónico en la curación

La dieta tiene un papel importante en su tratamiento, pero si no maneja el estrés de manera eficiente, la reparación es casi imposible.

Una vez que tiene estrés crónico, el cortisol o las hormonas del estrés se propagan continuamente a través de su cuerpo y suprimen su sistema inmunológico, lo que provoca problemas digestivos como la permeabilidad intestinal, aumenta de peso y causa inflamación sistémica. Y debido a que constantemente somos bombardeados con varios factores estresantes relacionados con nuestra vida diaria, no podemos alejarnos de ellos. Por lo tanto, es vital encontrar maneras de manejar el estrés.

Error # 7: no tener el plan de acción correcto

La falta de un plan de acción o no tener el correcto puede desviarlo de alguna manera. "¡Voy a comer menos después de las vacaciones!"

Un ejemplo de un objetivo vago ya que no es específico con el tipo de resultado que desea obtener de él. Sería difícil trazar un plan basado en este tipo de objetivo. Si va a lograr algo, sea específico con sus expectativas y alcance el objetivo que tenga sin sentirse abrumado, tenga un plan y divídalo en pasos claros y alcanzables que de alguna manera lo motiven a seguir. Hacer que su plan sea demasiado ambicioso e insostenible no funcionará principalmente a largo plazo. Cuando configura objetivos que no están en línea con su disposición para realizar un cambio, entonces está destinado a quemarse antes de ver su efecto final. Su cerebro libera dopamina, la hormona feliz, cada vez que logra su objetivo, independientemente de si es pequeño o grande. Por el contrario, cuando falla, hay una reducción en la dopamina que mata su motivación.

Por lo tanto, tiene sentido hacer un plan que no sea imposible de lograr y lo suficientemente factible como para dividirlo en pequeños pasos procesables que lo lleven a un resultado satisfactorio.

Capítulo 4 - El plan de dieta contra la inflamación

Muchas enfermedades involucran inflamación ya que es la respuesta natural de nuestro cuerpo cuando se trata de lesiones o daños. La artritis, esguince de tobillo, senos paranasales y asma son solo algunos de ellos. Es vital que sepa que ciertos alimentos aliviarán la inflamación. Ya sea que los ingiera cuando sienta dolor o simplemente los ponga en su dieta diaria, una cosa es segura: ayudan a su cuerpo de muchas maneras.

Las dietas llenas de frutas y verduras están llenas de antioxidantes que pueden ayudar significativamente a limitar la inflamación. A continuación se enumeran 21 recetas llenas de antioxidantes para el desayuno, el almuerzo y la cena durante siete días.

¡Elija entre estas 21 recetas sus comidas del día para enfrentar una vida sin dolor!

Desayuno

Receta # 1 - Avena de arándanos y de ricota

Como todos sabemos, los arándanos son ricos en antioxidantes. Esta receta rápida y fácil beneficia tanto a su salud como a su paladar.

Ingredientes

- ½ taza de arándanos

- ¼ taza de queso ricota, baja en grasa

- ¾ taza de avena cortada, cocida

- 1 ½ cdas de almendras

- 18g (o 2 cucharadas) de polvo de proteína

Procedimiento

1. Obtenga su avena y mezcle el polvo de proteína.

2. Coloque la mezcla en el recipiente para servir y agregue los arándanos.

3. Caliente por unos 2 minutos.

4. Agregue la ricota y las almendras.

Receta # 2 - Tomates con patata

Fácil de preparar y masticar, esta receta de desayuno estalla con nutrientes y sabores.

Ingredientes

- 3 onzas. de solomillo cocido (o cualquier carne), picado

- 2 tomates, en rodajas

- 1 naranja

- 2 cucharadas. de pimiento verde, picado

- 3 cucharadas de cebolla, picada

- 3 cucharadas de champiñones, picados

- ¼ vaso de avena cortada

- ½ cucharadita de aceite de oliva virgen extra

- 1 cucharadita de salsa inglesa

- sal

- Pimienta

Procedimiento

1. Prepare su sartén aplicando aerosol para cocinar sobre él y colóquelo a fuego medio.

2. Sofría las cebollas, los champiñones y los pimientos verdes en aceite de oliva hasta que estén tiernos.

3. Agregue la carne picada y la avena cocida al horno.

4. Mezcle las especias y la salsa Worcestershire.

5. Revuelva y deje que se cocine durante varios minutos.

6. Transfiera a un plato y luego agregue los tomates y naranja.

Receta # 3 - Tortilla de cangrejo y de queso

La combinación de carne de cangrejo, queso, avena y frutas para esta comida asegura una excelente mañana para usted. Las propiedades antiinflamatorias de las frutas y la avena garantizan la belleza y la salud en una sola comida de dieta.

Ingredientes

- 1 onza de carne de cangrejo, en lata

- ½ rebanada de queso bajo en grasa Pepper Jack

- 2/3 taza de acero cortado avena, cocinado

- ½ vaso de batidores de huevos, blancos

- ¼ vaso de arándanos

- 1/3 plátano, fragmentada

- ½ cucharadita. de canela

- 2 cucharadas de mantequilla de maní

- Stevia

Procedimiento

1. Coloque la carne de cangrejo y los batidores de huevo en un bol y mezcle.

2. Prepare la sartén rociando aceite de oliva y poniéndolo a fuego medio alto.

3. Vierta la mezcla de huevo en la sartén y cubra con rebanadas de queso.

4. Mientras tanto, caliente los arándanos, los trozos de plátano, la canela y la avena en el microondas.

5. Mezcle la mantequilla de maní y la stevia.

6. Tenga en cuenta que el calor de la avena derrite los trozos de plátano. Servir y disfrutar.

Receta # 4 - Tostada de aguacate con huevo

Los huevos pueden ser una fuente excelente de nutrientes diferentes, como proteínas, B12, grasas omega-3 y selenio. El selenio es un antioxidante que protege las células de daños debido a la inflamación. Además de eso, esta comida saludable acompañada de espinacas y aguacates que también son fuentes ricas de antioxidantes.

Ingredientes

- 1 huevo revuelto

- ½ de un aguacate, en rodajas

- Un puñado de espinacas

- 1-2 rebanada/s de pan tostado (preferiblemente sin gluten) *

- 1½ cucharadita de manteca

- Hojuelas de pimienta roja

(* Nota: No dude en añadir una rebanada extra si lo prefiere el estilo sándwich.)

Procedimiento

1. Agregue las rodajas de aguacate en la tostada y cubra con espinacas.

2. Agregue el huevo escalfado o revuelto en la parte superior de las hojas de espinaca y

3. Espolvorear con hojuelas de pimiento rojo. ¡Servir y disfrutar!

Receta # 5 - Batido de aguacate y de frambuesa

Ahora, puede encontrar la combinación de aguacate y frambuesa bastante peculiar, pero la cremosidad del aguacate compensa el sabor amargo de la frambuesa. Ambos brindan altas cantidades de antioxidantes, fibra y vitamina C para fortalecer la inmunidad y promover el bienestar.

Ingredientes

- 1 aguacate, sin hueso y pelado

- ½ taza de frambuesas

- ¾ taza de jugo de naranja

- ¾ taza de zumo de frambuesa

Procedimiento

1. Simplemente mezcle todos los ingredientes en la licuadora y procese.

2. Transferir a un vaso alto y servir.

Receta # 6 - Avena - trigo Tabulé

Ingredientes

- 1/4 taza de avena laminada

- 1/8 taza de trigo bulgur

- 1/4 kiwi, pelado y cortado en cubitos

- 2 cucharadas de perejil italiano fresco picado

- 1 cucharada de nueces picadas o almendras

- 1/8 taza de fresas cortadas en cubitos

- 1/2 cucharadita de menta fresca picada

- sal y pimienta recién molida al gusto

Procedimiento

1. Combine la avena y trigo bulgur con sal al gusto en un tazón grande y vierta agua hirviendo, suficiente para

cubrirlos. Deje reposar durante aproximadamente 45 minutos y luego pase a través de un colador para drenar. Presione la avena y el trigo contra el colador usando el reverso de la cuchara para extraer el agua antes de transferirla al tazón.

2. Combine todos los ingredientes restantes y mezcle. Agregue la avena y el trigo y mezcle. Deje reposar otros 10-15 minutos en la nevera antes de servir.

Receta # 7 - Avena de arándano

Ingredientes

- 1 taza de avena de cocción rápida sin gluten

- leche descremada 1 taza

- 1/4 taza de miel cruda

- 1/2 cucharadita de extracto puro de vainilla

- 1/2 cucharadita de canela en polvo

- 1 cucharada de almendras laminadas

- 3/4 taza de arándanos frescos o congelados

Procedimiento

1. Coloque una cacerola a fuego medio. Agregue la leche y traiga a ebullición.

2. Agregue la avena y cocine por unos 2 minutos mientras revuelve de vez en cuando.

3. Añada miel, vainilla y canela y mezcle bien.

4. Sirva la avena en tazones cubiertos con arándanos.

Almuerzo

Receta # 8 - Ensalada mediterránea de atún

Esta receta de almuerzo da una explosión de frescura y no es demasiado pesada para el estómago. Repleto de la bondad saludable de las hierbas y las especias, es un dulce almuerzo. Siéntase libre de servirlo con pan tostado, galletas saladas o pan de pita

Ingredientes

- 2 x 5oz. puede escamas de atún en el agua, drenado

- 2 tomates grandes *

- ¼ de taza de kalamata o aceitunas mixtas, picadas

- 2 cucharadas de pimientos rojos, asado en fuego y corte

- 2 cucharadas de albahaca fresca, picada

- 2 cucharadas de cebolla roja picada

- ¼ taza de mayonesa

- 1 cucharada de jugo de limón fresco

- 1 cucharada de alcaparras

- sal

- Pimienta

   * Nota: En lugar de tomates, también puede elegir rebanadas de pan para hacer un sándwich de atún. Pan Pita, verduras, tostadas y galletas también pueden ser su elección de alternativas.

Procedimiento

1. Mezcle todos los ingredientes (excepto los tomates) en una ensaladera grande.

2. Asegúrese de que estén bien combinados.

3. Corte los tomates en sextas, creando un diseño similar a una flor.

4. Abra suavemente las rebanadas y coloque la ensalada de atún en el centro del tomate.

Receta # 9 - Ensalada tropical de quinua

Ingredientes

- 1 taza de quinoa seca, enjuagada

- 3 tazas de lechuga romana *, toscamente picada

- aguacate, picado o en rodajas finas

- 1 mango grande, deshuesado y picado

- 1 taza de manzana o zanahoria, finamente picada

- 1 taza de anacardos, picado grueso

- ½ cebolla roja, finamente picada

- ¼ de taza de menta, finamente picada

- ½ pulgada de jengibre, finamente picado

- 2 cucharadas de miel o agave

- 1 cucharada de aceite de oliva virgen extra

- Zumo de 1 lima

- pimienta negra recién molida

- 1 cucharada. de sal marina

  * Nota: También puede usar su propia elección de verduras.

Procedimiento

1. Para la quinua, hierva 2 tazas de agua en una cacerola mediana. Agregue la quinua y deje que hierva a fuego lento. Cubra la sartén por unos 15-20 minutos y retírela del fuego.

2. Deja que la quinua se enfríe.

3. Mientras tanto, mezcle la manzana picada (o zanahoria) y las cebollas rojas en un tazón grande.

4. En otro recipiente, mezcle el aceite de oliva, el jugo de lima y la miel. Agregue la mezcla junto con la manzana y la cebolla.

5. Agregue la quinua enfriada y el mango picado al recipiente y mezcle.

6. Agregue el cilantro, el jengibre y la menta. Condimentar con sal y pimienta.

7. Coloque la mezcla sobre la lechuga romana (o la variedad de verduras). Enfríe antes de servir, o puede servirlo a temperatura ambiente.

Receta # 10 - Ensalada de remolacha y manzana marinada

Las remolachas y las manzanas se consideran una potencia cuando se trata de alimentos ricos en antioxidantes. Pueden ayudarlo a reparar las fibras musculares y estimular su sistema inmunológico. Esta receta en particular no es solo una comida saludable para la salud sino que también es amigable para el paladar.

Ingredientes

- 4 remolachas medianas, lavadas
- 1 manzana Granny Smith
- 1 pimiento grande de plátano, picado
- ¼ taza de vinagre de vino tinto
- 1 cucharadita de salsa Worcestershire *

- ¼ taza de aceite de oliva o aguacate

- ¼ cdta. de mostaza seca

- ¼ taza de azúcar de coco o azúcar sin refinar

- ¼ taza de nueces pecanas o nueces picadas

- ¼ cdta. de sal marina

- ¼ cdta. de pimienta negra

- ¼ cdta. de sal de cebolla (opcional)

* Nota: Si usted es vegano, puede sustituir la salsa Tamari + ¼ cdta de vinagre de sidra de manzana para la salsa Worcestershire.

Procedimiento

1. Ponga 1 pulgada de agua y una pizca de sal marina en una olla grande y ponga a fuego medio alto. Coloque

las remolachas en la canasta de vapor por unos 20 minutos.

2. Una vez que las remolachas se hayan suavizado, pélelas y corte en cuartos.

3. En un tazón grande para mezclar, mezcle la manzana, los pimientos del plátano y las remolachas, luego déjelos a un lado.

4. En un tazón pequeño, incorpore el azúcar, la sal y otros condimentos, luego déjelos a un lado.

5. Rocíe la mezcla de remolacha, manzana y pimiento con vinagre, aceite y salsa Worcestershire (o Tamari).

6. Agregue la mezcla de condimentos y mezcle bien.

7. Refrigere la ensalada durante aproximadamente 8-24 horas para marinar.

8. Antes de servir, agregue nueces y cualquier condimento que desee.

Receta # 11 - Salmón a la plancha en ensalada de rúcula

Si busca un sabor fuerte, la rúcula puede ser divertida para su paladar.

Ingredientes

Para el salmón:

- 2 x 6 oz filetes de salmón de corte central

- 1 ½ cucharada de aceite de oliva

- 1 ½ cucharada de jugo de limón fresco

- sal

- Pimienta negra recién molida

Para la ensalada:

- 3 tazas de hojas de rúcula bebé

- 2/3 taza de uvas o tomates cherry

- ¼ taza de cebolla roja

- 1 cucharada de vinagre de vino tinto

- 1 cucharada de aceite de oliva virgen extra

- sal

- pimienta recién molida negra

Procedimiento

1. Coloque los filetes de salmón en un recipiente poco profundo. Agregue la sal, la pimienta, el jugo de limón y el aceite de oliva. Déjelo a un lado durante aproximadamente 15 minutos para que los sabores se hundan.

2. Coloque una sartén antiadherente sobre fuego medio alto y cocine el salmón con la piel hacia abajo durante unos 2-3 minutos.

3. Reduzca el fuego a medio y cubra la sartén. Recuerde que su piel debe ser crujiente y la carne medianamente rara.

4. Mientras tanto, mezcle los tomates, la cebolla y la rúcula en una ensaladera grande.

5. Antes de servir, agregue el aceite, el vinagre, la sal y la pimienta. Mezcle bien y sirva.

Receta # 12 - Sopa de calabaza, chile, y de coco

Se sabe que la calabaza está enriquecida con beta-criptoxantina, que es un potente antiinflamatorio. Tal comida es mejor absorbida por su cuerpo cuando se combina con grasa; por lo tanto, el aceite y la crema son ingredientes cruciales no solo para el sabor sino también para su efectividad.

Ingredientes

Para la sopa de calabaza:

- 1,2 kg (o 2,6 libras) de calabaza, pelada, sin hueso y cortada en trozos de 2 pulgadas

- 1 x 165 ml lata de crema de coco

- 1 largo de chile rojo, sin semilla

- 1 zanahoria, pelada y cortada en trozos de 2 pulgadas

- 4 tazas de caldo de verduras (o caldo de pollo)

- 1 cucharadita. de jengibre en polvo

- 1 cucharada. de aceite vegetal

- 1 diente de ajo

Procedimiento

Para la sopa de calabaza:

1. Ponga una olla grande a fuego medio y ponga 1 cucharada de aceite. Cocine los trozos de zanahoria y calabaza por unos 3 minutos o hasta que alcancen un color marrón claro.

2. Recuerde revolver mientras cocina continuamente.

3. Agregue el caldo, el chile y el jengibre. Deje que hierva a fuego lento durante unos 20 minutos o hasta que la zanahoria y los trozos de calabaza estén tiernos.

4. Tome la sopa del fuego y mezcle la sopa. Si tiene una batidora, debería ser perfecta para este paso.

5. Agregue la crema de coco, vuelva a poner la sopa en el fuego y hiérvala.

6. Una vez que hierva, apague el fuego y déjelo enfriar un poco.

Para los picatostes de ajo:

1. Frote el diente de ajo en ambos lados de las rebanadas de pan.

2. Picar el pan en cubos de 2 centímetros.

3. En una sartén pequeña, caliente la mantequilla hasta que esté burbujeante.

4.   Agregue los cubos de pan y cocine. Continúe revolviendo hasta que los cubitos estén crujientes.

Servir:

1.   Divida la sopa en tazones con los crotones en el costado. Siéntase libre de agregar una llovizna adicional de crema de coco en la parte superior de la sopa.

2.   Ponga un puñado de pan frito en la sopa. ¡Buen provecho!

Receta # 13 - Fettucini de pesto con col rizada

Repleto de fitonutrientes y micronutrientes, esta es una comida nutritiva.

Ingredientes

Para el pesto:

- 4 tazas de col rizada

- ½ taza de queso Parmigiano-Reggiano, rallado

- ¼ taza de piñones

- 6 cucharadas de aceite de oliva virgen extra

- ¼ cdta. de copos de pimiento rojo

- 2 dientes de ajo picados

- 1 cucharadita de sal

Para la pasta:

1 libra de pasta de fettuccine (o 1 libra de pasta de pappardelle) 1 taza (+ más) de queso Parmigiano-Reggiano, rallado

Procedimiento

Para el pesto:

1. Hierva una olla grande de agua. Mientras tanto, llene un tazón grande con agua fría y hielo.

2. Sumerja la col rizada en agua hirviendo y cocine por unos 3 minutos.

3. Transfiera la col rizada al agua helada usando pinzas. Este proceso permitirá que la col rizada conserve su coloración verde brillante.

4. Después de 3 minutos, escurra la col rizada con un colador. Apriete firmemente para eliminar el exceso de agua.

5. Mezcle la col rizada y los ingredientes restantes del pesto en la licuadora. Procese hasta lograr una consistencia de puré suave.

6. Transfiera el pesto a un recipiente y refrigérelo.

Para la pasta:

1. Hierva una olla grande de agua. Recuerde agregar un poco de sal.

2. Agregue el fetuccini y cocine hasta que esté al dente.

3. Antes de que la pasta esté lista, retire 2 cucharadas de agua de la olla y agregarlo al pesto. Agregue un poco de queso y revuelva bien.

4. Usando el colador, escurra la pasta y mezcle con pesto. Agregue más queso si quiere y sirva.

Receta # 14 - Brócoli fresco y crujiente

Esta es una receta perfecta para su dieta inflamatoria. Es versátil y se puede convertir en un sándwich o tortilla.

Ingredientes

- 2 tazas de floretes de brócoli

- 2 tazas de col rizada, partes blancas retiradas y picadas

- 1 de pepino (alrededor de 1 ¾ tazas), pelado, sin semillas y en cubitos

- 2 tazas de uvas rojas sin semillas, cortadas en cuartos

- 1 taza de quinua cocida, enfriada *

- ½ taza de cebolla roja pequeña, finamente picada

- ½ taza de almendras, slivered

- 2 cucharadas de mayonesa vegana

- 2 cucharaditas de vinagre de sidra de manzana

- 1 cucharada de néctar de agave

- 1 cucharadita de semillas de amapola

- 1 ½ cucharada de jugo de limón

- ½ cucharadita de sal marina molida

- ¼ cdta de pimienta negra recién molida

* Nota: 1/3 taza de quinoa seca puede hacer una taza de quinua cocida.

Procedimiento

1. En un tazón grande, ponga la col rizada, el brócoli, el pepino, las uvas, la quinoa, la cebolla roja y las astillas de almendras.

2. En un tazón pequeño, mezcle la mayonesa, las semillas de amapola, el néctar de agave, el vinagre de sidra, el jugo de limón, la sal y la pimienta molida.

3. Agregue el aderezo de ensalada a las verduras.

4. Mezcle hasta que los vegetales, y el aderezo esté bien combinado. Servir.

Cena

Receta # 15 - Salmón asado con calabacín, limón y eneldo

Con zucchini, limón y eneldo presente, esta comida está repleta de propiedades antiinflamatorias que pueden beneficiar su salud.

Ingredientes

- 4 x 8 oz de filetes de salmón, sin piel

- 2 limones, descuartizados y deshuesados

- 3 calabacines medianos (aproximadamente 1 ½ lb), cortados diagonalmente en

- rodajas gruesas de 1 pulgada

- 8 ramitas de eneldo fresco

- 2 cucharadas de aceite de oliva

- sal

- Pimienta molida

Procedimiento

1. Caliente su parrilla, colocándola 4 pulgadas sobre el calor.

2. Incorpore los limones, el eneldo y el calabacín en una bandeja para hornear de bordes grandes y a prueba de pollos de engorde.

3. Rocíe la mezcla con aceite; y sazone con sal y pimienta molida. Mezcle bien para cubrir todo.

4. Coloque los filetes de salmón en las verduras y sazone con sal y pimienta.

5. Ase a la parrilla durante unos 15-20 minutos o hasta que los vegetales estén tiernos y el pescado esté opaco.

Receta # 16 - Ensalada césar clásica

Esta receta contiene los mejores alimentos para la dieta antiinflamatoria: orégano, aceitunas, tomates y pepinos. Si quiere el estilo mediterráneo para la cena, ¡prueba esta receta!

Ingredientes

- 5 pepinos persas

- 12 a 14 tomates maduros pequeños, descuartizados

- 1 cebolla roja pequeña, cortada a la mitad y en rodajas finas

- 1 x 4 oz de queso feta griego

- 1 taza de aceitunas kalamata, a la mitad y picadas

- ¼ taza de vinagre de vino tinto

- Jugo de un limón + ralladura

- 1 cucharadita de orégano seco

- ¼ de taza de aceite de oliva virgen extra

- 1 cucharadita de miel

- Sal kosher

- Pimienta recién molida

- Hojas frescas de orégano, para cubrir (opcional)

Procedimiento

1. En un tazón de agua con hielo, remoje las cebollas rojas durante unos 15 minutos.

2. En un tazón grande, combine el vinagre, el orégano seco, la miel, media cucharadita de sal, una cuarta cucharadita de pimienta, jugo de limón y cáscara.

3. Revuelva suavemente el aceite de oliva lentamente hasta que se combine completamente con la mezcla.

4. Agregue las aceitunas y los tomates y luego mezcle.

5.   Mientras tanto, pele los pepinos, creando un diseño de franja verde alterna. No se olvide de cortar los extremos, córtelos en mitades y haga un corte transversal de aproximadamente media pulgada de grosor.

6.   Agregue los pepinos al tazón.

7.   Escurra las cebollas rojas, agréguelas al recipiente y mezcle para incorporar todo.

8.   Escurra el queso feta y córtelo horizontalmente en 4 rectángulos pares.

9.   Transfiere la ensalada a los platos para servir.

10.   Antes de servir, rellénelos con orégano, queso feta y un chorrito de aceite de oliva.

11.   También puede condimentar con pimienta molida.

Receta # 17 - Chuletas de cordero mediterráneas a la parrilla con menta

Los beneficios antiinflamatorios de la menta le permiten prevenir la indigestión, la colitis, la flatulencia y el SII (síndrome del intestino irritable). Junto con las chuletas de cordero, espere una cena sana y placentera con sus seres queridos.

Ingredientes

*   12 costillas pequeñas (alrededor de 2 1/3 lbs.) dee chuletas de cordero

*   ½ taza (más para rociar) de hojas de menta fresca picadas

*   ⅓ taza de aceite de oliva virgen extra

*   ¼ cdta. de copos de pimiento rojo

*   2 dientes de ajo, aplastados

*   Sal marina

107

Procedimiento

1. Precalentar la parrilla a fuego medio-alto.

2. En un tazón mediano, combine: hojas de menta picadas, hojuelas de pimiento rojo, sal y aceite de oliva.

3. Frote las chuletas de cordero con ajo. Recuerde frotarlos por todos lados.

4. Transfiera unas pocas cucharadas de mezcla de menta a un recipiente pequeño y utilícelo para cepillar las chuletas de cordero.

5. Ase las chuletas de cordero durante aproximadamente 3-4 minutos por lado. Para probar, presione la parte central de la chuleta de cordero con el dedo. Si es levemente firme, entonces es medio raro.

6. Transfiera las chuletas al plato y cepíllelas un poco más con la mezcla de menta.

7. Espolvorear con menta y servir con la mezcla de menta restante en el lado.

Receta # 18 - Brócoli con pimientos cherry

El brócoli, es un súper alimento. Está repleto de vitaminas A, B, C, K, hierro, potasio, calcio, magnesio, zinc y grasas omega-3. Tiene propiedades antiinflamatorias y contra el cáncer que pueden ayudar a su cuerpo a mantenerse sano y saludable.

Ingredientes

- 2 manojos de brócoli

- ¼ taza de pimientos cherry

- 2 cucharadas de líquido de pimienta de cereza

- 1 cucharada de aceite de oliva

- 2 dientes de ajo, en rodajas

- Queso parmesano

- sal

- Pimienta

Procedimiento

1. Cueza al vapor el brócoli durante aproximadamente 7 minutos o hasta que esté tierno.

2. Mientras se cueza al vapor, ponga una cacerola a fuego medio y calienta el aceite de oliva.

3. Agregue los dientes de ajo y cocine hasta que estén dorados.

4. Mezcle los pimientos cherry y 2 cdas. de líquido de su contenedor.

5. Agregue el brócoli y sazone con sal y pimienta.

6. Finalmente, rocía con aceite de oliva y espolvoree con queso parmesano rallado.

Receta # 19 - Tilapia al horno con romero

La tilapia es una excelente fuente de selenio, un mineral con propiedades antioxidantes que pueden ayudar a proteger las células del daño. Combine este plato con pan sin gluten, ¡y le espera una cena más sana!

Ingredientes

- 4 x 4 oz filetes de tilapia

- ⅓ taza de nueces crudas, picadas

- 2 cucharaditas de romero fresco, picado

- ⅓ taza de migas de pan

- 1 clara de huevo

- ½ cucharadita de azúcar moreno

- 1 pizca de pimienta de cayena

- 1½ cucharadita de aceite de oliva

- ⅛ cdta. de sal

Instrucciones

1. Precaliente su horno a 350 ° F.

2. Mezcle las migajas de pan, las pacanas, la pimienta de cayena, el azúcar y la sal en una fuente pequeña para hornear.

3. Agregue el aceite de oliva y mezcle para cubrir todo.

4. Hornee la mezcla durante 7-8 minutos o hasta que esté dorada. Luego, aumente el calor a 400 ° F y aplique el rocío de cocina a una fuente grande de vidrio para hornear.

5. En un plato poco profundo diferente, batir la clara de huevo.

6. Sumerja los filetes de tilapia sumergiéndolos de a una por vez en la clara de huevo y luego en la mezcla de nueces. Cubra cada lado uniformemente.

7. Coloque los filetes en la fuente de vidrio para hornear.

8. Coloque y presione la mezcla de nuez restante en la parte superior de los filetes.

9. Hornee por unos 10 minutos y sirva caliente.

Receta # 20 - Filetes de atún a la plancha con salsa de fresa y mango

Las fresas y los mangos están repletos de vitaminas y minerales que nuestro cuerpo necesita. Mientras tanto, el atún es una excelente fuente de ácidos grasos Omega-3 antioxidantes.

Ingredientes

Para el atún:

- 1½ lbs de filetes de atún

- 1 cucharada de aceite de oliva

Para la salsa:

- ⅔ taza de fresas, en cubitos

- ⅔ taza de mango, cortado en dados

- 3 cucharadas de cilantro fresco, picado

- 2 cucharadas de cebolla roja, cortada en cubitos

- 1 jalapeño, finamente picado

- 1 diente de ajo, machacado

- 2 cucharaditas de jugo de limón fresco

- 1 cucharada de aceite de oliva

Procedimiento

1. Caliente su parrilla de gas a fuego medio.

2. Mientras espera su parrilla, cepille los filetes de atún con aceite de oliva y reserve.

3. Para la salsa, agregue las fresas, los mangos, el ajo y las cebollas en un tazón y mezcle.

4. Agregue el cilantro, el jalapeño, el aceite y el jugo de lima.

5.   Una vez que la parrilla esté caliente, cocine los filetes de atún durante aproximadamente 6-8 minutos por cada lado.

6.   Retire los filetes de atún de la parrilla y transfiéralos a los platos para servir.

7.   Antes de servir, cubra cada filete con salsa de fresa y mango. ¡Disfrutar!

Receta # 21 - Verduras al curry con huevo

El ajo, los garbanzos, el calabacín, las zanahorias y la coliflor contienen propiedades antiinflamatorias que protegen nuestra salud general y estimulan nuestro sistema inmunológico.

Ingredientes

- 4 huevos frescos

- 1 x 14 oz. lata de garbanzos, escurridos

- ¼ cabeza de coliflor, aproximadamente picado

- 2 zanahorias, cortadas en rondas

- 1 calabacín

- 1 cebolla pequeña, en cubitos

- 3 dientes de ajo, picados

- 1 taza de salsa de tomate llanura

- 2 cucharaditas de polvo de curry

- ½ cucharadita de jengibre

- ½ cucharadita de comino

- 1 taza de agua

- 2 cucharadas de aceite de oliva

- sal

- Pimienta

- Perejil o cilantro, para adornar

Procedimiento

1. Coloque la cacerola a fuego medio y caliente el aceite. Saltee las cebollas por unos 3 minutos y agregue el ajo. Continúe salteando ambos por otros 2 minutos.

2. Mezcle la coliflor, los garbanzos y las zanahorias. Continúe salteando por otros 4-5 minutos.

3. Mezcle el calabacín y las especias. Cocine por otros 3 minutos hasta que pueda oler el aroma emitido por las especias.

4. Agregue la salsa de tomate y el agua. Cubra la olla con la tapa y deje que la mezcla hierva a fuego lento hasta que la coliflor se haya puesto tierna.

5. A continuación, cuidadosamente rompa cada huevo en la sartén. Tenga cuidado para no romper la yema.

6. Cubra nuevamente con tapa y deje que los huevos se cocinen de acuerdo con su nivel de cocción deseado.

7. Con cuidado, transfiéralos a tazones para servir y decore cada uno con cilantro (o perejil). También puede agregar su salsa picante favorita si lo desea. ¡Disfrutar!

Conclusión

Nuestro cuerpo es una máquina perfecta con una resistencia incorporada de factores externos nocivos, así como la capacidad de autocuración, que es la inflamación. Sin embargo, junto con la vida moderna, el progreso y la tecnología, la cadena alimentaria se vio significativamente afectada, al igual que nuestra ecología y nuestra vida natural. Los desechos industriales han causado daño a nuestro suelo, quitándole sus elementos naturales que proporcionan nutrientes a todas las especies de plantas que dependen de él. Incluso los animales que dependen de la naturaleza se vieron privados de sus nutrientes provisionales que, de hecho, también afectan a los alimentos que comemos.

Las plantas y los animales nos han proporcionado por mucho tiempo todos los elementos naturales y nutrientes que nuestro cuerpo necesita. Desafortunadamente, su estado débil se convirtió en nuestro déficit con respecto a las fuentes enriquecidas con nutrientes. Además, debido a nuestra necesidad de producción en masa, menos personas se están entregando a la producción natural de alimentos. Por lo tanto, nuestro proceso de inflamación, que es la función de autocuración de nuestro cuerpo, se volvió caótico y en lugar de sanar el cuerpo, se vuelve destructivo.

Para evitar que nuestro cuerpo sufra más daños y lograr que la inflamación vuelva a su proceso normal, debemos aprender a proteger nuestro cuerpo de más daños y consumir la dieta adecuada para que todo vuelva a los lugares correctos. Cuando el cuerpo es fuerte y saludable, no necesitamos ser molestados por enfermedades y condiciones de salud ya que nuestro cuerpo sabe lo que es mejor para nosotros.

A través de este libro, esperamos haberle proporcionado el conocimiento adecuado sobre cómo funciona la inflamación en nuestro cuerpo y cómo podemos prevenir las respuestas negativas de la inflamación. Con el plan y la dieta correctos como lo que le hemos proporcionado en este libro, ¡creemos que puede vivir una vida más sana y feliz!

Últimas palabras

¡Gracias nuevamente por comprar este libro!

Realmente espero que este libro pueda ayudarle.

El siguiente paso es que se una a nuestro boletín informativo por correo electrónico para recibir actualizaciones sobre cualquier próximo lanzamiento o promoción de un nuevo libro.

¡Usted puede registrarse de forma gratuita y, como beneficio adicional, también recibirá nuestro libro "Errores de salud y fitness que no sabe que está cometiendo", completamente gratis."! Este libro analiza muchos de los errores de entrenamiento físico más comunes y desmitifica muchas de las complejidades y la ciencia de ponerse en forma. ¡Tener todo este conocimiento y ciencia de la actividad física organizados en un libro paso a paso lo ayudará a comenzar en la dirección correcta en su viaje de entrenamiento!Para unirse a nuestro boletín gratuito por correo electrónico y tomar su libro gratis, visite el enlace y regístrese: www.hmwpublishing.com/gift

Finalmente, si usted ha disfrutado este libro, me gustaría pedirle un favor. ¿Sería tan amable de dejar una reseña para este libro? ¡Podría ser muy apreciado!

¡Gracias y mucha suerte!

Sobre el co-autor

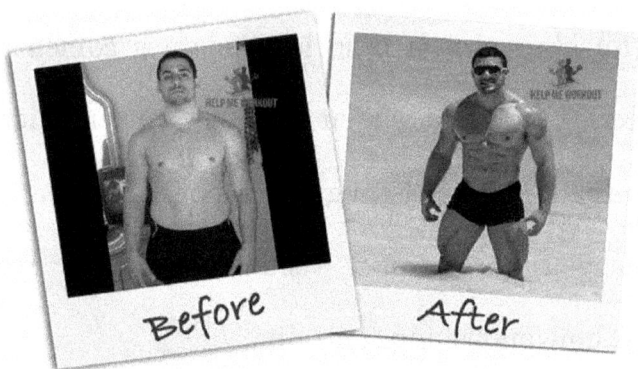

Before   After

Mi nombre es George Kaplo; Soy un entrenador personal certificado de Montreal, Canadá. Comenzaré diciendo que no soy el hombre más grande que conocerá y este nunca ha sido mi objetivo. De hecho, comencé a entrenar para superar mi mayor inseguridad cuando era más joven, que era mi autoconfianza. Esto se debió a mi altura que medía sólo 5 pies y 5 pulgadas (168 cm), me empujó hacia abajo para intentar cualquier cosa que siempre quise lograr en la vida. Puede que usted esté pasando por algunos desafíos en este momento, o simplemente puede querer ponerse en forma, y ciertamente puedo relacionarme.

Después de mucho trabajo, estudios e innumerables pruebas y errores, algunas personas comenzaron a notar cómo me estaba poniendo más en forma y cómo comenzaba a interesarme mucho por el tema. Esto hizo que muchos amigos y caras nuevas vinieran a verme y me pidieran consejos de entrenamiento. Al principio, parecía extraño cuando la gente me pedía que los ayudara a ponerse en forma. Pero lo que me mantuvo en marcha fue cuando comenzaron a ver cambios en su propio cuerpo y me dijeron que era la primera vez que veían resultados reales. A partir de ahí, más personas siguieron viniendo a mí, y me hizo darme cuenta después de tanto leer y estudiar en este campo que me ayudó pero también me permitió ayudar a otros. Ahora soy un entrenador personal certificado y he entrenado a muchos clientes que han logrado conseguir resultados sorprendentes.

Hoy, mi hermano Alex Kaplo (también Entrenador Personal Certificado) y yo somos dueños y operadores de esta empresa editorial, donde traemos autores apasionados y expertos para escribir sobre temas de salud y ejercicio. También tenemos un sitio web de ejercicios en línea llamado "HelpMeWorkout.com" y me gustaría conectarme con usted invitándolo a visitar el sitio web en la página siguiente y registrarse en nuestro boletín electrónico (incluso obtendrá un libro gratis). Por último, si usted está en la posición en la que estuve una vez y quiere orientación, no lo dude y pregúnteme ... ¡Estaré allí para ayudarle!

Su amigo y entrenador,

George Kaplo

Entrenador Personal Certificado

Descargue otro libro gratis

Quiero agradecerle por comprar este libro y ofrecerle otro libro (largo y valioso como este libro), "Errores de salud y de entrenamiento físico que no sabe que está cometiendo", completamente gratis.

Visite el siguiente enlace para registrarse y recibirlo: **www.hmwpublishing.com/gift**

En este libro, voy a desglosar los errores más comunes de salud y de entrenamiento físico, probablemente esté cometiendo en este momento, y le revelaré cómo puede llegar fácilmente a la mejor forma de su vida.

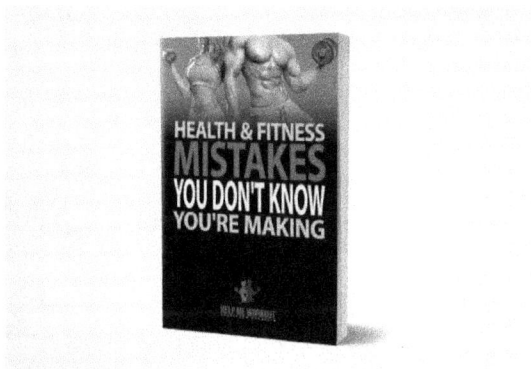

Además de este valioso regalo, también tendrá la oportunidad de obtener nuestros nuevos libros de forma gratuita, participar en sorteos y recibir otros correos electrónicos de mi parte. De nuevo, visite el enlace para registrarse: **www.hmwpublishing.com/gift**

son sólo para fines de aclaración y pertenecen a los propios propietarios, no están afiliados a este documento

HMW
Publishing

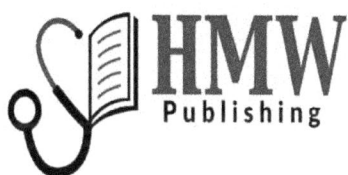

Para más libros visite:

HMWPublishing.com